RELATION D'UNE ÉPIDÉMIE

A

PHÉNOMÈNES HYSTÉRO-CHORÉIQUES

OBSERVÉE A ALBON (ARDÈCHE)

EN 1882

PAR LE DR H. BOUZOL

Ex-interne des hôpitaux de Lyon,
Membre correspondant de la Société des sciences médicales de Lyon.

LYON

ASSOCIATION TYPOGRAPHIQUE

F. PLAN, RUE DE LA BARRE, 12.

—

1884

RELATION D'UNE ÉPIDÉMIE

A

PHÉNOMÈNES HYSTÉRO - CHORÉIQUES

OBSERVÉE A ALBON (ARDÈCHE)

EN 1882

PAR LE DR H. BOUZOL

Ex-interne des hôpitaux de Lyon,
Membre correspondant de la Société des sciences médicales de Lyon.

LYON

ASSOCIATION TYPOGRAPHIQUE

F. PLAN, RUE DE LA BARRE, 12.

1884

RELATION D'UNE ÉPIDÉMIE

A

PHÉNOMÈNES HYSTÉRO-CHORÉIQUES

OBSERVÉE A ALBON (ARDÈCHE) EN 1882

Dans les premiers jours de l'année 1882, une épidémie bizarre et étrange dans ses allures comme dans ses manifestations mettait en émoi toute la population de Marcols et des contrées voisines. La presse ne tarda pas à raconter, en les amplifiant, les curieux détails de cette épidémie, au point que l'administration s'en émut à son tour et prescrivit une enquête.

Il venait, en effet, d'éclater à Albon, hameau important de la commune de Marcols (Ardèche), une singulière épidémie caractérisée par des phénomènes hystéro-choréiques assez insolites pour impressionner très vivement des esprits ignorants.

Un certain nombre de jeunes filles, presque toutes ouvrières en soie et travaillant pour la plupart dans la même usine, avaient été successivement atteintes en quelques jours de la même affection. Celle-ci se traduisait chez presque toutes par une hyperesthésie très marquée des sens du toucher, de l'ouïe et de la vue, par une impressionnabilité excessive et surtout par des contractions cloniques des muscles de la face, du cou, des épaules et du thorax. Ces spasmes se produisaient constamment à l'état de veille, mais présentaient des exacerbations très sensibles déterminées par une émotion quelconque ou par l'excitation de l'un des sens hyperesthésiés. Au moment des paroxysmes, on voyait les malades lever les membres supérieurs au-dessus de la tête, pousser des cris aigus indiquant l'effroi plutôt que la douleur, et prises, par suite du spasme des muscles inspirateurs, d'un véritable sanglot. Les accès paroxystiques persistaient pendant un temps variant avec la durée de l'impression qui les avait provoqués. Chose remarquable, lorsqu'une des malades entrait en crise, on voyait les convulsions atteindre immédiatement leur paroxysme chez toutes celles qui se trouvaient dans la même salle, comme si elles eussent été soumises simultanément à l'action d'un courant électrique. Les émotions les plus légères : la vue d'une personne étrangère, un bruit insolite suffisaient pour provoquer les crises. Quelques-unes des malades avaient une tendance à l'hypnotisme et dormaient pendant quinze ou vingt heures consécutives sans qu'on pût les réveiller. D'autres présentaient certaines particularités que nous relaterons à propos de l'histoire de chaque malade.

Les propriétaires de l'usine dans laquelle s'était déclarée l'affection, et où elle continuait à se propager, ne tardèrent pas à concevoir de vives inquiétudes et voulurent essayer d'arrêter cette étrange épidémie dès le début.

Le 10 janvier 1882, nous fûmes appelé en toute hâte à Albon, afin de procéder à l'examen des malades déjà atteints dont le nombre s'élevait à 9 et d'indiquer les mesures prophylactiques à prendre pour éteindre ce foyer de contagion.

Le 11 janvier, à huit heures du matin, nous réunîmes dans la même salle les convulsionnaires, au nombre de 9 (7 jeunes filles et 2 petits garçons), et nous pûmes alors constater les symptômes brièvement exposés au début de ce travail.

Ce qui nous frappa tout d'abord pendant nos investigations, ce fut l'intégrité parfaite des facultés intellectuelles chez tous les malades. Les réponses qu'ils faisaient à nos questions prouvaient par leur clarté et leur précision que, chez eux, l'intelligence avait conservé toute sa vigueur. Ils comprenaient parfaitement que leur affection était plus ridicule que dangereuse, et ils ne manifestaient aucune crainte sur son issue.

Presque tous avaient, à l'état de repos, quelques spasmes des muscles sterno-cléido-mastoïdiens et grands pectoraux ; mais dès qu'une impression physique ou morale déterminait chez ces malades un accès paroxystique, ils poussaient un cri aigu et les contractions cloniques gagnaient immédiatement tous les muscles inspirateurs, en même temps que ceux du cou, de la face et des épaules. A ce moment, les mouvements respiratoires se succédaient avec une rapidité extraordinaire et les malades paraissaient sous le coup d'un sentiment de terreur qu'ils manifestaient par leur regard et l'attitude générale du corps, habituellement porté en arrière. Nous l'avons déjà dit, ces accès de courte durée, si l'impression qui les avait provoqués cessait instantanément, pouvaient se prolonger un certain temps lorsque leur cause occasionnelle ne disparaissait pas.

Après avoir longuement et attentivement examiné les malades, nous acquîmes la conviction qu'il y avait chez eux un mélange bizarre de phénomènes choréiques et de manifestations hystériques, et que nous étions en présence d'une affection nerveuse un peu insolite dans sa forme, se propageant par imitation et rappelant, par cela même, des épidémies analogues qui ont été observées à diverses périodes et dans différentes contrées.

Dans le but de limiter le mal, nous prescrivîmes l'isolement absolu de tous les malades, et nous conseillâmes en même temps l'hydrothérapie sous forme de douches froides et le bromure de potassium à l'intérieur.

Ces moyens, nous en avons la conviction, auraient eu promptement raison de l'épidémie, s'ils eussent été mis en pratique d'une manière scrupuleuse. Effectivement, les quelques malades envoyés à une certaine distance du foyer de contagion ont été en peu de temps radicalement guéris. Malheureusement, la plupart n'ont pas suivi le traitement prescrit et surtout n'ont pas été condamnés à l'isolement, de sorte que l'affection s'est encore propagée après notre visite et a atteint trois autres jeunes filles.

Cependant, le 30 janvier, nous recevions une dépêche dans laquelle on nous annonçait la terminaison de l'épidémie et la rentrée de toutes les malades à l'usine. Mais ces dernières, qui se croyaient définitivement débarrassées de leurs convulsions, ne tardèrent pas, dès qu'elles se trouvèrent réunies, à présenter de nouveau les symptômes de l'affection étrange que nous avons décrite. On fut obligé de les congédier une seconde fois.

Le 8 février, nous fûmes encore appelé en consultation à Albon, où venait d'arriver un confrère de Paris, le docteur Sabatowski. Depuis notre première visite, il s'était produit quelques modifications dans l'état des malades. L'hyperesthésie était toujours aussi marquée, mais les contractions spasmodiques ne se manifestaient plus du côté des muscles des épaules, tandis qu'elles semblaient plus prononcées du côté des muscles inspirateurs, surtout des inspirateurs accessoires. Les spasmes du diaphragme étaient révélés par une espèce de hoquet et par la dépression du creux épigastrique. Quelques-uns des malades observés le 11 janvier étaient complètement guéris, mais en revanche plusieurs jeunes filles atteintes depuis cette époque furent soumises à notre examen.

Nous indiquerons ultérieurement les divers moyens thérapeutiques qui furent à ce moment employés chez les malades et le résultat qui fut obtenu. Nous tenons à rapporter auparavant l'observation détaillée de chaque malade et à discuter la nature des manifestations singulières dont nous venons de donner un aperçu. Chemin faisant, nous indiquerons quel a été le point de départ de l'épidémie, son mode de propagation et les causes qui ont contribué à son extension.

OBSERVATION I. — Antoinette C..., 11 ans, dévideuse, non menstruée, première atteinte.

Cette petite fille, assez développée pour son âge, a toujours été fort impressionnable et nerveuse. Elle est pâle, légèrement anémique et ne présente rien de bien particulier au point de vue de ses antécédents héréditaires.

Le 18 novembre 1881, mourut à Albon une jeune fille malade depuis longtemps. Le soir, on décrivit ses derniers moments devant A. C..., qui fut vivement impressionnée par ce récit et qui alla se coucher aussitôt après l'avoir entendu. Au bout d'une heure environ, cette petite fille, prise pendant son sommeil d'un cauchemar affreux, se mit à crier et à se débattre. On fit d'abord de vains efforts pour la réveiller, on la voyait agiter ses bras comme pour se battre avec quelqu'un. Si on l'interrogeait, elle répondait qu'elle avait peur de la morte. Essayait-on de la rassurer et de lui faire comprendre qu'elle se trouvait dans son lit entourée de parents et d'amis, elle répétait sans cesse qu'elle était au cimetière et qu'elle luttait avec la morte. On l'enleva de son lit, ce qui ne la fit point revenir à son état normal; elle put néamoins s'habiller elle-même, choissant ses vêtements au milieu de ceux de sa sœur. Elle se laissa conduire à la cuisine de la maison, monta très bien l'escalier; mais ses paroles prouvaient qu'elle se croyait toujours au cimetière et qu'elle ne reconnaissait absolument pas les personnes qui l'entouraient. Au bout d'un certain temps elle finit par se réveiller et par se rendre compte du lieu où elle se trouvait et des personnes qui lui prodiguaient des soins. Elle parut très étonnée de se voir à la cuisine en si nombreuse compagnie; mais elle ne demanda aucune explication et se mit à pleurer. On la recoucha et elle dormit assez paisiblement jusqu'à sept heures du matin. Lorsqu'on voulut la réveiller, ses frayeurs la reprirent, elle se mit encore à crier que la morte voulait l'emmener; elle fit avec ses mains le geste de broyer quelque chose, et lorsqu'on lui demanda pourquoi elle faisait ces mouvements, elle répondit qu'elle voulait écraser la morte. Elle ne tarda pas cependant à revenir à elle; mais à son réveil on constata qu'elle avait des spasmes involontaires des muscles du cou, de la face et, par moments, des muscles des épaules. La maladie bizarre qu'elle devait communiquer à bon nombre de ses compagnes venait de se déclarer.

Lorsque nous vîmes A. C... pour la première fois, le 11 janvier, nous constatâmes chez elle une hyperesthésie très apparente du toucher, de l'ouïe et de la vue. Les sens du goût et de l'odorat n'offraient rien de particulier. Les régions ovariennes n'étaient pas sensibles. Pas de sensation de boule hystérique. Fonctions digestives intactes. Les facultés intellectuelles, plus développées qu'elles ne le sont habituellement chez les enfants de cet âge, avaient conservé toute leur intégrité. A l'état de repos, on n'observait chez A. C...

que de légers spasmes du côté des sterno-mastoïdiens et des grands pectoraux. Ces contractions spasmodiques se succédaient à de courts intervalles et avaient pour résultat de faire soulever la partie antéro-supérieure de la cage thoracique. Mais aussitôt qu'une impression parvenait aux centres nerveux par l'intermédiaire de l'un des trois sens hyperesthésiés, les spasmes se généralisaient à tous les muscles inspirateurs et à ceux des épaules. La malade poussait un cri, levait les membres supérieurs, en les portant en avant ; les yeux devenaient hagards, les mouvements respiratoires très accélérés ; l'expiration était incomplète, et la situation de la jeune malade pouvait être comparée à celle d'une personne étouffée par des sanglots.

Pendant près d'un mois, à partir du début de son affection, A. C... put, malgré les spasmes qu'elle présentait, continuer son travail au milieu de ses compagnes, qui riaient en voyant les contorsions de cette petite fille.

Le 1er janvier 1882, une seconde jeune fille fut atteinte brusquement, et sans cause appréciable, de spasmes analogues à ceux de sa voisine A. C... On trouva ce fait assez singulier, mais on le crut sans conséquences. Huit jours après, le 9 janvier, cinq autres jeunes filles et deux petits garçons furent coup sur coup pris de symptômes absolument semblables à ceux qui avaient été observés chez A. C...

Ce fut alors que l'entourage commença à s'émouvoir sérieusement et qu'on songea à enrayer l'épidémie.

Obs. II. — Adeline S..., 12 ans, travaillant dans la même usine que la précédente, est prise le 1er janvier de spasmes rémittents dans les muscles antérieurs du cou et de la poitrine, comme dans ceux de la face et des épaules. Elle présente aussi une hyperesthésie marquée du toucher, de l'ouïe et de la vue, tandis que le goût et l'odorat ont conservé leur sensibilité normale. Les ovaires ne sont pas douloureux à la pression. Pas de clou ni de boule hystériques. Cette petite fille a toujours été regardée par ses compagnes comme très impressionnable, pleurant et riant tour à tour sans motif sérieux.

En dehors de toute excitation, les contractions cloniques des sterno-mastoïdiens et des grands pectoraux, quoique très apparentes, sont moins accusées que chez A. C... Les accès provoqués, comme chez la précédente, par une excitation même légère des sens hyperesthésiés, ou par une impression morale, sont, quoique moins prononcés, identiques dans leurs manifestations à ceux que nous avons décrits à propos de la première malade. Adeline S... n'est pas menstruée et jouit d'une assez bonne santé.

Obs. III. — Valsie S..., 15 ans, réglée depuis deux mois, issue d'une mère épileptique, est prise, le 9 janvier, des mêmes phénomènes que les deux petites filles faisant le sujet des observations précédentes. Chez Valsie S..., les convulsions des muscles du cou, de la face et des épaules, peu marquées à l'état de repos, deviennent très apparentes au moment de l'accès paroxystique. Une hyperesthésie très appréciable atteint également chez elle les sens de la vue, de l'ouïe et du toucher. Les ovaires sont sensibles à la pression.

Cette malade a présenté brusquement, et sans motif plausible, les premiers symptômes de son étrange affection dans la matinée du 9 janvier, pendant qu'elle était à l'usine livrée à ses occupations habituelles. Elle n'a d'ailleurs, pendant tout le cours de sa maladie, offert aucune particularité intéressante.

Obs. IV. — Valsie S... était convulsionnaire depuis quelques heures seulement, lorsque deux de ses compagnes, Justine R... et Sophie Ch., présentèrent à leur tour les mêmes phénomènes.

Sophie Ch. a 16 ans ; elle n'est pas encore menstruée. Sa mère a depuis longtemps des attaques d'épilepsie. Elle-même a toujours été considérée comme douée d'un tempérament nerveux. Peu développée pour son âge. Elle a été prise dans la soirée du 9 janvier de contractions spasmodiques se produisant dans les groupes musculaires déjà indiqués et atteignant d'emblée leur maximum d'intensité. Le 11 janvier, nous constatâmes que, chez elle, l'hyperesthésie était peut-être plus accusée encore que chez les précédentes malades. Les accès paroxystiques étaient caractérisés aussi par des convulsions plus énergiques et plus prolongées.

Obs. V. — Justine R..., 26 ans, a été la cinquième malade atteinte. Elle est réglée depuis plusieurs années et souffre beaucoup au moment des époques menstruelles. Elle présente depuis l'âge de 15 ans des manifestations hystériques multiples : boule hystérique, gastralgie, céphalalgie, etc. Elle a eu, à plusieurs reprises, de véritables crises d'hystérie. Rien de particulier à signaler au point de vue des antécédents héréditaires.

Chez cette malade soumise aussi à notre examen le 11 janvier, les troubles de la sensibilité et les convulsions étaient un peu moins prononcés que chez la plupart des autres malades ; mais elle présentait en revanche des phénomènes d'hypnotisme caractérisés par ce que M. Charcot a décrit sous le nom d'*état somnambulique*. Elle dormait pendant quinze heures consécutives et aurait dormi plus longtemps encore si on ne l'avait réveillée. Le 11 janvier, nous la trouvâmes dans son lit, où elle paraissait plongée dans un profond sommeil. Cependant, dès qu'une question lui était posée, elle y répondait d'une manière convenable. Elle parlait les yeux fermés et, dans cet état, les excitations les plus vives ne paraissaient pas déterminer de sensations douloureuses. Aussi nous fut-il impossible de la tirer de son sommeil, malgré les divers moyens auxquels nous eûmes recours. Quelques instants après notre départ, ses camarades furent plus heureuses que nous et parvinrent à la réveiller. Elle s'habilla et descendit ensuite dans le cabinet où nous avions réuni les autres malades, elle nous affirma alors qu'elle ne gardait pas le moindre souvenir de la scène qui s'était passée quelques moments auparavant au pied de son lit. Elle prétendit qu'elle avait dormi profondément pendant toute la nuit et qu'elle n'avait eu aucune visite. Quoique hystérique depuis longtemps, Justine R... n'avait jamais présenté de phénomènes de somnambulisme analogues à ceux que nous venons de relater.

Obs. VI. — Victor A..., 12 ans, naturellement impressionnable, a pris son affection dans la soirée du 9 janvier, en apercevant dans la rue quelques-unes des malades dont nous venons de rapporter l'observation. Chez lui, les convulsions, peu apparentes à l'état de repos, deviennent très-prononcées au moment des crises. Pendant toute la durée de ces dernières, les mouvements respiratoires se succèdent avec une très grande rapidité ; nous avons compté jusqu'à 160 inspirations à la minute. Les troubles de la sensibilité, quoique moins accusés, offrent, chez ce petit garçon, les mêmes caractères que chez les autres malades.

Obs. VII. — Marie S..., 13 ans, non menstruée, assez bien portante. Comme antécédents héréditaires, on ne trouve rien à signaler, sauf l'alcoolisme chez le père.

Cette petite fille a été atteinte également dans la soirée du 9 janvier. Elle présente l'hyperesthésie des sens du toucher, de l'ouïe et de la vue à un degré très prononcé. Les convulsions atteignent chez elle non seulement les groupes musculaires signalés précédemment, mais aussi les muscles de la région lombaire, de sorte que, pendant les accès, le tronc est fortement fléchi en arrière. Au moment de ces paroxysmes, les mouvements respiratoires sont tellement accélérés que leur nombre est porté à 180 par minute, ce qui paraît extraordinaire.

Obs. VIII. — Hubert M..., 11 ans, est chétif pour son âge ; il a toujours été considéré comme très nerveux. Il a été atteint brusquement le 10 janvier, en voyant dans la rue les autres malades.

A l'état de repos et en dehors de toute excitation, on n'observe chez lui aucun spasme musculaire. Il semble rire en voyant les autres malades présenter tous à des degrés divers des contractions de certains groupes musculaires, constituant pour chacun d'eux un tic particulier. Mais dès que l'excitation la plus légère vient atteindre chez Hubert M... l'un des sens hyperesthésiés, il est pris de convulsions siégeant surtout dans les muscles des membres supérieurs du cou et du thorax. Il porte les mains en avant comme pour repousser quelque chose. La partie inférieure du tronc se retire en arrière ; les yeux sont hagards, la respiration très accélérée. Son attitude générale indique l'effroi profond que lui cause la vue d'un morceau de papier blanc ou l'audition d'un bruit insolite.

Ce petit malade, envoyé immédiatement après notre première visite à 7 ou 8 kilomètres du foyer de contagion, ne tarda pas à être entièrement débarrassé de son étrange affection , ce qui, pour nous, fut une preuve convaincante de l'importance et de l'efficacité de l'isolement dans de semblables épidémies.

Obs. IX. — Marie R..., 16 ans, menstruée depuis deux ou trois mois, est peu développée pour son âge. Pas d'antécédents héréditaires.

Le 10 janvier, à midi, cette jeune fille alla voir son amie, Sophie Ch... Ce fut pendant cette visite qu'elle contracta la singulière affection que sa compagne présentait depuis la veille. Interrogée par nous le lendemain, elle nous affirma qu'elle avait vu sa camarade sans la moindre appréhension, qu'elle n'avait pas été impressionnée en remarquant les mouvements bizarres et involontaires de Sophie Ch..., et que, sans s'en apercevoir, elle avait été prise elle-même, pendant cette courte visite , de contractions musculaires involontaires.

Chez Marie R... l'hyperesthésie est très appréciable. Les ovaires sont sensibles à la pression. Ni boule ni clou hystériques. Les contractions cloniques siégeant dans les groupes musculaires déjà indiqués ne présentent chez elle rien de particulier.

Au moment de notre première visite à Albon, c'est-à-dire le 11 janvier, l'épidémie avait atteint seulement les 9 malades dont nous venons de relater les observations. Après notre départ, les ouvrières malades furent congédiées et envoyées chez leurs parents, où elles ne tardèrent pas à éprouver une amélioration sensible. La guérison fut même complète chez trois malades : les deux petits garçons et Marie S.... qui, huit jours après notre visite, ne présentaient aucun symptôme de leur étrange affection. Une bonne partie de la population attribua ces heureuses modifications à l'efficacité des prières et des cérémonies religieuses qui avaient été instituées dans le but d'arrêter le fléau.

Le 30 janvier, on nous annonçait la guérison de toutes les malades et leur rentrée à l'usine ; mais ces jeunes filles, qui paraissaient entièrement guéries chez elles, ne tardèrent pas à être de nouveau prises de leurs spasmes convulsifs dès qu'elles se trouvèrent réunies. Il fallut encore les renvoyer dans leurs familles.

Le 8 février, nous fûmes appelé une seconde fois en consultation à Albon, où venait d'arriver un de nos confrères de Paris, le docteur Sabatowski.

Sauf les trois malades dont la guérison s'était maintenue, nous retrouvâmes nos convulsionnaires à peu près dans le même état que lors de notre première visite. Les symptômes signalés précédemment chez elles n'avaient subi que de légères modifications.

Cinq nouvelles malades furent soumises à notre examen. Parmi ces dernières, trois avaient été atteintes du 13 au 16 janvier, c'est-à-dire deux ou trois jours après notre départ, et deux manifestèrent les premiers symptômes de leur affection pendant notre séjour à Albon (du 8 au 9 février).

Voici en quelques mots l'observation de ces cinq dernières malades.

Obs. X. — Marie L..., 19 ans, est notablement anémique et d'un tempérament nerveux : elle est menstruée régulièrement, mais elle souffre au moment des époques cataméniales. Quoique sa mère soit hystérique au suprême degré, Marie L... n'a jamais eu de véritable crise de nerfs ; elle n'accuse pas la sensation de la boule hystérique. Ovaires sensibles à la pression.

Cette jeune fille fut prise, dans la soirée du 12 janvier, au moment où elle causait à l'usine avec ses compagnes de choses tout à fait étrangères à l'épidémie, d'un malaise général et particulièrement d'une sensation de constriction au niveau du creux épigastrique ; puis elle se mit à sangloter et à pleurer à chaudes larmes. On la fit coucher ; elle s'endormit vers les dix heures du soir, et son sommeil fut tellement paisible et si profond qu'on ne put la réveiller que le lendemain, à trois heures de l'après-midi. Elle avait dormi dix-sept heures consécutives. A son réveil, elle présentait tous les symptômes de l'affection qu'elle avait trouvée si ridicule chez ses camarades.

Les phénomènes n'ont pas subi de modifications sensibles depuis le début chez Marie L..., et, le 8 février, nous constatons qu'elle présente une hyperesthésie très marquée de l'ouïe et de la vue. Le sens du toucher a conservé une sensibilité à peu près normale. Les spasmes musculaires atteignent surtout les muscles inspirateurs. Les muscles de l'épaule ne se contractent que sous l'influence de la volonté, comme ceux du bras, de l'avant-bras et des membres inférieurs. A l'état de repos, les spasmes des muscles inspirateurs persistent, de sorte que la jeune malade paraît avoir un sanglot continuel ; mais au moment des paroxysmes, le sanglot devient beaucoup plus accusé, il est bruyant comme celui qui est l'expression d'une vive douleur et qui s'accompagne de larmes.

L'excitation des sens de la vue et de l'ouïe détermine, comme chez les malades précédemment citées, un accès paroxystique. Celui-ci débute par un mouvement brusque du corps en arrière, indiquant l'effroi causé par la perception d'un son, la vue d'un objet particulier ou une impression morale quelconque. En même temps se produit une accélération des mouvements respiratoires due à la rapidité avec laquelle se contractent les muscles inspirateurs et en particulier les inspirateurs accessoires.

Depuis le 10 janvier, l'affection a subi chez Marie L... des alternatives d'amélioration et d'aggravation. Le 8 février, elle paraît être à son maximum d'intensité.

Obs. XI. — Félicie L..., sœur de la précédente, a 17 ans ; elle jouit d'une forte constitution et est menstruée régulièrement depuis plusieurs années.

Cette jeune fille, dans l'après-midi du 13 janvier, fortement impressionnée par la vue d'un médecin étranger et par les divers moyens employés pour réveiller sa sœur qui dormait depuis dix-sept heures, se mit à pleurer et fut prise brusquement d'un sanglot caractéristique qu'elle conserva à partir de ce moment.

Chez elle les sens de la vue, de l'ouïe et du toucher ont une sensibilité plus développée qu'à l'ordinaire, mais l'hyperesthésie de ces sens est peut-être moins accusée que chez sa sœur. En revanche, les spasmes des muscles inspirateurs sont encore plus prononcés et les impressions morales, dè quelque nature qu'elles soient, les exagèrent notablement. Chez elle le sommeil a sa durée normale et ne présente aucune particularité. Les spasmes, comme chez les autres malades, cessent complètement pendant le sommeil. Les muscles présidant à la respiration, principalement le diaphragme et les inspirateurs accessoires, sont à peu près les seuls atteints par les convulsions. Rien d'anormal du côté des membres. Chez Félicie L... le sanglot est très bruyant au moment des paroxysmes, et s'il était accompagné d'un écoulement de larmes, il serait l'exacte représentation d'une personne affectée d'une grande douleur.

Obs. XII. — Rosalie B... fut la douzième malade atteinte par l'épidémie. Agée de 11 ans, elle n'est pas nubile et présente tous les caractères d'une anémie profonde.

Elle travaillait dans une usine voisine de celle où avait éclaté et où s'était propagée l'affection, lorsqu'elle fut prise brusquement et sans cause appréciable, dans la journée du 16 janvier, de contractions spasmodiques atteignant les muscles inspirateurs. Chez elle les phénomènes n'ont jamais été très prononcés.

Cependant, soumise à notre examen, le 8 février, nous constatons qu'elle présente à l'état de repos un hoquet continuel qui se transforme en véritable sanglot, à la suite des impressions morales communiquées à la malade. On ne note d'ailleurs chez elle aucune particularité intéressante.

Obs. XIII. — Marie C..., 17 ans, est menstruée depuis deux mois. Malgré les relations quotidiennes qu'elle a eues avec sa sœur Antoinette (obs. I), elle n'a présenté les premiers symptômes de l'affection que le 8 février, après l'arrivée du docteur Sabatowski, dont la présence l'impressionna vivement. Chez elle, l'hyperesthésie du toucher est très marquée, celle de la vue et de l'ouïe l'est beaucoup moins. Comme chez les malades atteintes depuis le 11 janvier, les spasmes chez Marie C... n'atteignent guère que les muscles inspirateurs ordinaires et accessoires. Elle a un hoquet continuel et sanglote dès qu'elle est sous le coup d'une impression morale ou d'une sensation un peu forte. Pas d'autre fait intéressant à signaler chez cette jeune fille.

Obs. XIV. — Victorine H..., 17 ans, réglée depuis quatre ans, souffre beaucoup au début de chacune des époques menstruelles. Elle est assez bien constituée et passablement développée pour son âge. Le 9 février, dans la matinée, cette jeune fille ayant aperçu son amie Marie C..., qui, depuis la veille, avait un spasme bien caractérisé des muscles du thorax et du cou, en fut vivement frappée et se mit à sangloter à son tour. Nous avons pu l'observer immédiatement après le début de l'affection, et nous avons constaté chez elle une hyperesthésie bien marquée des trois sens du toucher, de la vue et de l'ouïe, une sensibilité spéciale dans les régions ovariennes, et des spasmes convulsifs semblables à ceux déjà signalés chez les précédentes malades.

Si maintenant nous cherchons à résumer en quelques mots l'histoire des quatorze malades dont nous venons de relater les observations, nous voyons que chez tous il y a eu des troubles de la sensibilité, des troubles de la motilité et des lésions de la sphère affective. Les premiers étaient surtout caractérisés par de l'hyperesthésie, les seconds par des contractions anormales, spasmodiques de certains groupes musculaires, enfin les lésions de la sphère affective se manifestaient par les émotions faciles, les pleurs provoqués par des causes légères ou survenant même sans motif. De plus, l'affection, à part deux petits garçons qui ont été rapidement guéris, n'a atteint que des jeunes filles de 11 à 25 ans. Par leurs antécédents héréditaires, par leur constitution, par les symptômes antérieurement observés chez ces jeunes filles, on peut dire qu'au moment de l'épidémie toutes ou presque toutes étaient déjà ou allaient devenir hystériques.

Ces premières considérations, auxquelles nous pourrons en ajouter d'autres, nous autorisent déjà à penser que l'hystérie a joué un très grand rôle dans l'épidémie d'Albon. Ce fut d'ailleurs l'opinion que nous suggéra d'emblée l'examen des malades. Cependant quelques confrères ayant prétendu que la chorée tenait la première place dans l'épidémie d'Albon, nous allons discuter les raisons qui peuvent militer en faveur de l'une ou de l'autre opinion.

La chorée, il est vrai, se développe le plus souvent chez des sujets rappelant par leur âge, leur constitution, leur impressionnabilité nos malades d'Albon ; elle se propage quelquefois par imitation et suit son cours la plupart du temps sans provoquer la moindre altération de l'état général. Mais rarement la chorée atteint d'emblée son maximum d'intensité, le début est généralement lent et la marche progressive, tandis que tous les malades dont nous avons rapporté l'observation ont été pris brusquement de leur affection, qui a toujours été franchement caractérisée dès le début. En outre, les mouvements anormaux chez nos malades se passaient presque exclusivement du côté des muscles respiratoires qui, même dans les chorées les plus accusées, sont presque toujours intacts. Chez les neuf premiers malades, les muscles des fosses sus et sous-épineuses, et ceux du moignon de l'épaule, éprouvaient aussi des contractions spasmodiques, indépendantes de la volonté, tandis que les muscles du bras et de l'avant-bras ne présentaient aucune contraction anormale. Or, il serait curieux de voir une chorée atteindre les muscles de la racine d'un membre, alors que les autres segments de ce membre ne présenteraient aucun trouble de la motilité. De plus, chez nos malades d'Albon, et nous tenons à insister sur ce point, les mouvements anormaux, surtout pendant les accès paroxystiques, ne ressemblaient nullement aux mouvements choréiques. Au lieu d'être irréguliers et incoordonnés, ils présentaient, au contraire, une certaine coordination et une véritable symétrie. Au moment des paroxysmes, tous les muscles inspirateurs se contractaient avec énergie, en produisant une dilatation énorme de la cage thoracique. Du côté des épaules, les mouvements déterminés par les spasmes des muscles de cette région étaient toujours les mêmes et ne différaient pas d'un côté à l'autre; en un mot, ils étaient réguliers et symétriques. Le membre supérieur droit était élevé et porté en avant, absolument comme celui du côté gauche. Dans la chorée, rien de semblable; les mouvements anormaux sont irréguliers et ne présentent jamais de symétrie.

A l'état de repos, les contractions spasmodiques atteignant certains muscles isolés provoquaient quelques mouvements irréguliers, incoordonnés qui auraient pu faire songer à la chorée. Mais outre les troubles de la motilité, les malades d'Albon présentaient des troubles de la sensibilité et de la sphère affective qu'on rencontre bien rarement dans la chorée, du moins à un degré aussi prononcé. Chez trois de nos malades, nous avons observé des phénomènes d'hypnotisme caractérisés par un sommeil profond, prolongé, dont on ne pouvait les tirer et pendant lequel elles répondaient admirablement aux questions qui leur étaient posées et pouvaient marcher sans la moindre hésitation. Évidemment, de pareils phénomènes ne sauraient être rattachés qu'à l'hystérie, et dans ces dernières années, le professeur Charcot, en étudiant cette névrose, a parfaitement décrit des faits de ce genre qu'il avait observés chez plusieurs hystériques de la Salpêtrière.

La marche de l'affection chez les malades d'Albon nous apporte encore des arguments en faveur de sa nature hystérique. Parvenue d'emblée à son maximum d'intensité, la maladie décroît pendant un certain temps, au point que vers la fin janvier la guérison de toutes les convulsionnaires nous est annoncée comme définitive : puis il se produit une recrudescence dans les premiers jours de février, et bientôt après toutes les malades sont guéries brusquement, comme nous le verrons à la fin de ce mémoire. Les deux jeunes filles atteintes depuis quelques heures seulement (obs. XIII et XIV) ne résistent pas au traitement et sont délivrées de leur affection aussi rapidement qu'Antoinette C..., qui, depuis près de trois mois, se trouvait sous le coup de cette singulière maladie.

Après les réflexions précédentes, nous nous croyons autorisé à conclure que les malades d'Albon étaient des hystériques et que c'est l'hystérie qui a joué chez elles le rôle principal. Affirmer que la chorée était absolument étrangère aux troubles du mouvement serait peut-être un peu trop catégorique ; mais en tout cas on peut dire que le rôle de cette dernière névrose a été tout à fait secondaire.

Les phénomènes que nous avons observés chez les malades d'Albon n'étaient donc que des manifestations de l'hystérie. On sait, en effet, aujourd'hui, que cette névrose est essentiellement variable dans ses caractères, et qu'elle peut se révéler par les symptômes les plus bizarres et les plus divers. L'affection a débuté à Albon chez une petite fille qui, par son tempérament, son impressionnabilité excessive, fournissait un terrain éminemment favorable au développement de l'hystérie. Elle a eté provoquée par les émotions très vives qui ont été communiquées à Antoinette C... et qui ont frappé d'une manière exceptionnelle son imagination. Cette première malade a été pendant un mois et demi l'objet de véritables plaisanteries de la part de ses compagnes ; mais, un beau jour, une seconde jeune fille fut atteinte de la même affection, puis une troisième, et la maladie se propage ainsi peu à peu d'abord dans l'usine où elle avait fait sa première apparition, puis dans l'usine voisine et jusque dans le village. On ne tarda pas, pour expliquer cette épidémie, à incriminer les conditions climatériques et surtout atmosphériques dans lesquelles se trouvaient les convulsionnaires ; mais nous n'eûmes pas de la peine à réfuter de pareilles hypothèses. Nous comprîmes, en effet, immédiatement qu'il s'agissait d'une épidémie par imitation, et que les conditions de milieu n'avaient joué aucun rôle dans le développement de l'affection.

C'est ainsi qu'au moyen-âge on vit éclater des épidémies considérables de danse de Saint-Guy. De nos jours encore, tous les médecins ont été témoins de petites épidémies de chorée se produisant soit dans les hôpitaux, soit ailleurs.

Mais puisque nos malades étaient plutôt des hystériques que de véritables choréiques, nous avons dû rechercher si les manifestations de l'hystérie pouvaient, comme celles de la chorée, se communiquer par imitation. Nous savions déjà que, lorsque dans une salle d'hôpital, une malade prend une crise d'hystérie, son exemple entraîne bien souvent la crise d'une ou de plusieurs hystériques de la même salle. Ce seul fait suffirait à démontrer que, dans l'hystérie comme dans la chorée, l'imitation a une grande importance sur la propagation des manifestations.

Mais, sans rechercher des exemples dans les temps reculés, nous trouvons signalées dans les recueils, depuis le commencement de notre siècle, cinq épidémies d'hystérie dans lesquelles les manifestations se rapprochaient plus ou moins de celles qu'ont présentées nos malades d'Albon. La première de ces épidémies fut celle du Bon-Pasteur, à Amiens, en 1848 ; un peu plus tard, celles de Josselin, en Bretagne, et des enfants de Suède furent rapportées ; enfin, celles de Morzines (Haute-Savoie) et de Verzegnis (Italie) furent observées, l'une en 1857, l'autre en 1878. Dans ces deux dernières épidémies, les malades étaient également, pour la plupart, des jeunes filles de 10 à 15 ans, présentant toutes, à des degrés divers, des phénomènes d'hystérie, boule hystérique, hyperesthésie générale ou spéciale et plus fréquemment de l'ouïe, lésions de la sphère affective, etc. Elles avaient, en outre, des accès paroxystiques pendant lesquels des convulsions agitaient tout leur corps, des cris inarticulés s'échappaient de leurs lèvres, et, comme pour nos convulsionnaires d'Albon, dès qu'une des malades entrait en crise, toutes celles qui se trouvaient dans la même salle l'imitaient. Mais, dans l'épidémie de Morzines, et surtout dans celle de Verzegnis, les malades étaient franchement délirantes ; elles se croyaient possédées du démon et parlaient toujours à la troisième personne. Les malades d'Albon, au contraire, avaient conservé la plénitude de leur intelligence ; ils ne laissaient entrevoir dans leurs discours ou dans leurs actes aucun signe faisant supposer des troubles intellectuels. On ne saurait donc faire un rapprochement étroit entre les épidémies de Morzines, de Verzegnis et celle d'Albon. Notre but, en rappelant ces épidémies, était de montrer avec quelle facilité les manifestations hystériques peuvent se propager par imitation. Les symptômes présentés par les malades d'Albon, quoique bien différents de ceux observés chez les convulsionnaires de Morzines et de Verzegnis, n'appartiennent pas moins à l'hystérie. Leur propagation reconnaît dans toutes ces épidémies la même explication, et c'est pourquoi nous avons cru trouver entre elles une certaine analogie.

A Morzines comme à Verzegnis, on ne put arrêter les progrès de l'épidémie et obtenir sa disparition définitive qu'en pratiquant d'une manière rigoureuse l'isolement des malades. A Albon, ce moyen aurait certainement suffi à éteindre l'épidémie, s'il avait été strictement mis en pratique. Ce qui tend à le prouver, c'est que les deux ou trois malades qu'on a éloignés du lieu de contagion et qu'on a, par conséquent, soumis à l'isolement, ont été rapidement guéris. De plus, les ouvrières de l'usine où la maladie s'était propagée, ayant été congédiées et renvoyées dans leurs familles après notre visite du 11 janvier, on vit leur état s'améliorer progressivement, malgré les communications fréquentes qu'elles avaient entre elles en dehors de l'usine. Quoique l'isolement fût donc très imparfait, leur amélioration était si sensible vers la fin janvier, qu'on les crut toutes radicalement guéries ; mais, à peine furent-elles rentrées à la fabrique, que leur contact réciproque fit aussitôt réapparaître les manifestations hystériques. Celles-ci reprirent bientôt toute leur intensité, et, au moment de notre seconde visite à Albon, le 8 février, l'épidémie était en pleine prospérité. De tous les malades qui avaient été atteints, trois seulement se trouvaient définitivement guéris (les deux petits garçons et Marie S...). Chez toutes les autres malades, l'affection n'avait guère subi de changement depuis le 11 janvier.

Un de nos confrères, le docteur Sabatowski, venu de Paris pour étudier l'épidémie bizarre dont la presse avait notablement exagéré l'importance, eut l'idée de faire à toutes les malades des injections de pilocarpine. Il prétendait avoir obtenu par cette méthode des résultats merveilleux dans le traitement de certaines manifestations hystériques, et il voulut se rendre compte de son efficacité chez les malades d'Albon. Les résultats dépassèrent les espérances.

Dans la soirée du 8 février, on fit à toutes les convulsionnaires des injections hypodermiques avec une solution mixte de pilocarpine et d'apomorphine. On injecta un centigramme de l'une et de l'autre substance à chaque malade. Cette injection provoqua chez presque toutes des vomissements ; chez la plupart, elle détermina une sialorrhée assez abondante ; enfin, chez quelques-unes, outre les vomissements et la salivation, l'injection hypodermique produisit des sueurs profuses, généralisées en même temps qu'une polyurie très marquée.

Toutes les malades qui éprouvèrent ces divers effets physiologiques se trouvèrent radicalement guéries après une seule injection. Sur 10 malades soumises au traitement, le 8 février, 6 furent, en moins d'une heure, débarrassées de leur affection. L'hyperesthésie et les spasmes cessèrent comme par enchantement et ne reparurent pas, malgré les épreuves qu'on fit subir aux malades. Ces dernières, qui ne pouvaient supporter, quelques instants auparavant, aucune excitation, quelque légère qu'elle fût, qui présentaient un accès paroxystique dès qu'une impression morale insignifiante les frappait, ne se laissèrent pas effrayer par les divers procédés d'intimidation qui furent employés à leur égard. La vue de leurs compagnes encore atteintes de l'étrange maladie ne les surprenait pas et ne semblait pas les impressionner sérieusement. D'ailleurs, à partir de ce jour, les six jeunes filles dont nous venons de parler, parmi lesquelles se trouvait Antoinette C... (Obs. 1), purent reprendre leur travail et ne présentèrent jamais plus aucun des symptômes de leur affection si curieuse dans ses manifestations et si singulièrement guérie.

Quatre malades ne furent pas entièrement guéries par la première injection de pilocarpine. Ce furent les deux sœurs L..., Justine R... et Marie C... L'état des deux sœurs L... ne fut pas modifié, les deux autres malades éprouvèrent une amélioration sensible, mais ne furent pas radicalement guéries comme l'avaient été leurs compagnes.

Nous ne fûmes pas étonné de trouver ces quatre malades réfractaires à cette première tentative, car étant sensiblement plus âgées que les autres convulsionnaires, les doses employées avaient été insuffisantes pour elles. D'ailleurs, si l'apomorphine avait produit chez ces quatre malades ses effets habituels caractérisés par des vomissements, la pilocarpine n'avait déterminé chez les sœurs L... ni sialorrhée, ni sudation, et n'avait provoqué chez les deux autres jeunes filles qu'une légère salivation. On se proposa donc d'injecter des doses plus fortes à ces malades réfractaires, mais on renvoya l'expérience au lendemain. On administra en attendant, à chacune d'elles, une dose de chloral variant de 3 à 5 grammes. Ce médicament ne donna aucun résultat. On chloroformisa les deux sœurs L... L'anesthésie fut bonne et dura longtemps ; mais, à leur réveil, les malades reprirent les spasmes convulsifs qui avaient cessé pendant le sommeil anesthésique.

Le lendemain matin, 9 février, les quatre jeunes filles dont la guérison n'était pas accomplie furent soumises pour la seconde fois aux injections de pilocarpine. On éleva la dose de ce médicament à trois centigrammes. A cette dose, les effets physiologiques furent encore incomplets chez les sœurs L..., mais devinrent très marqués chez les deux autres malades, qui furent guéries à la suite de cette seconde injection hypodermique. Dans la soirée du même jour, une troisième tentative fut faite pour les sœurs L... On injecta, cette fois, quatre centigrammes de pilocarpine. La sialorrhée fut abondante, les sueurs profuses, et au bout d'une heure, ces deux dernières malades furent débarrassées, comme leurs compagnes, des phénomènes nerveux qu'elles présentaient depuis près d'un mois.

Victorine H,..., qui venait d'être atteinte de l'affection depuis quelques heures seulement, fut soumise, comme les autres malades, et avec le même succès, aux injections de pilocarpine. Les symptômes cédèrent à la première injection.

Disons immédiatement que la guérison ne s'est démentie chez aucune des convulsionnaires et que leur retour à l'état normal a été absolument définitif.

Cet heureux résultat fut attribué aux injections de pilocarpine. L'emploi de ces dernières fut, en effet, suivi de la disparition rapide des phénomènes nerveux contre lesquels avaient échoué tous les autres moyens. L'efficacité de la pilocarpine chez nos malades eût été rendue, il est vrai, plus manifeste, si on avait préalablement pratiqué sans succès, chez elles, des injections hypodermiques de morphine ou d'eau ; mais quoique cette expérience n'ait pas été faite, nous ne pouvons nous empêcher d'attribuer aux effets de la pilocarpine la prompte guérison des convulsionnaires. Il est à remarquer, en effet, que le retour à l'état normal, après les injections de pilocarpine, a été observé seulement pour les malades chez lesquelles cette substance avait produit d'une manière bien manifeste ses effets physiologiques. Quatre convulsionnaires n'ayant éprouvé, après la première injection, ni sudation, ni sialorrhée, leur état n'est point modifié. Il faut une seconde et même une troisième injection de pilocarpine pour obtenir chez elles une salivation abondante, des sueurs profuses, de la polyurie. C'est alors seulement qu'elles éprouvent, en même temps qnes ses effets physiologiques, les bienfaits du médicament et qu'elles sont débarrassées, comme leurs compagnes, de leur singulière affection.

Nous pensons donc qu'il serait difficile de contester, dans la cure des convulsionnaires d'Albon, l'efficacité des injections de pilocarpine. En quelques heures, elles ont permis d'éteindre une épidémie qui sévissait depuis plus d'un mois et qui menaçait de s'accroître dans de sérieuses proportions.

Nous laissons à des confrères plus autorisés le soin de rechercher le mode d'action de la pilocarpine sur le système nerveux, notre but étant de faire, sans commentaires, la relation d'une épidémie qui nous a paru intéressante à signaler, tant au point de vue de ses manifestations que de sa brusque disparition.